BEI GRIN MACHT SICH IHR WISSEN BEZAHLT

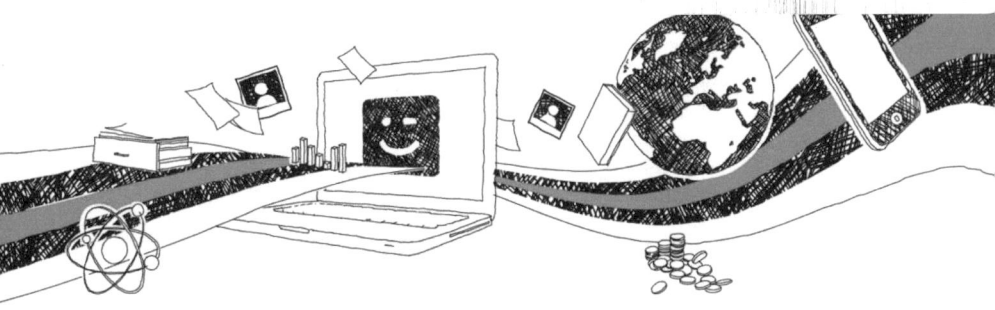

- Wir veröffentlichen Ihre Hausarbeit,
  Bachelor- und Masterarbeit

- Ihr eigenes eBook und Buch -
  weltweit in allen wichtigen Shops

- Verdienen Sie an jedem Verkauf

Jetzt bei www.GRIN.com hochladen
und kostenlos publizieren

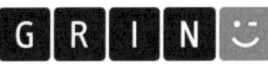

Bedürfnisorientierte Maßnahmen der Unterrichtsgestaltung zur Förderung von Kindern und Jugendlichen mit traumabedingten Lernschwierigkeiten

Anna-Lena Reisch

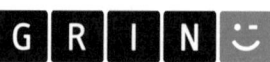

Bibliografische Information der Deutschen Nationalbibliothek:

Die Deutsche Nationalbibliothek verzeichnet diese Publikation in der Deutschen Nationalbibliografie; detaillierte bibliografische Daten sind im Internet über http://dnb.d-nb.de abrufbar.

ISBN: 9783346523099
Dieses Buch ist auch als E-Book erhältlich.

Druck und Bindung: Books on Demand GmbH, Norderstedt Germany
Gedruckt auf säurefreiem Papier aus verantwortungsvollen Quellen

Das vorliegende Werk wurde sorgfältig erarbeitet. Dennoch übernehmen Autoren und Verlag für die Richtigkeit von Angaben, Hinweisen, Links und Ratschlägen sowie eventuelle Druckfehler keine Haftung.

Das Buch bei GRIN: https://www.grin.com/document/1146029

Hamburger Fern-Hochschule

B. Sc. Psychologie

Hausarbeit

Bedürfnisorientierte Maßnahmen der Unterrichtsgestaltung zur Förderung von Kindern und Jugendlichen mit traumabedingten Lernschwierigkeiten

Modul pädagogische Psychologie I (PG1)

Von

Anna-Lena Reisch

Abgabedatum:

28.08.2021

Inhaltsverzeichnis

1 Einleitung

Lernschwierigkeiten sind weit verbreitet, denn bei 23,3 Prozent aller Kinder zeigen sich diese in einem oder mehreren Schulleistungsbereichen (Deutsches Institut für Internationale Pädagogische Forschung [DIPF] et al., 2017, S. 23). Außerdem sind etwa 40 Prozent der Schülerschaft durch eine Traumatisierung beeinträchtigt (Brunzell et al., 2015, S. 3 f.). Traumata können ein Entwicklungsrisiko darstellen, welches individuelle Lernvoraussetzungen, wie die kognitiven Funktionen (Ogata, 2017, S. 3 f.), negativ beeinflusst und somit die schulischen Leistungen beeinträchtigen (Gold, 2018, S. 210 f.). Dies kann zu Überforderung, Misserfolgserfahrungen und Lernvermeidung führen (Möhrlein & Hoffart, 2014, S. 92). Deshalb sind das Verständnis und die Optimierung individueller Besonderheiten des Lernens, wie die einer Traumatisierung, im pädagogischen Alltag von besonderer Bedeutung (Hasselhorn & Gold, 2013, S. 70; Hattie, 2012, S. 40). Die Heilung von Traumata kann durch Lehrkräfte unterstützt werden, da der Schulbesuch für die meisten betroffenen Kinder und Jugendliche die regelmäßigste und vorhersehbarste Routine im Leben darstellt (Brunzell et al., 2015, S. 3 f.).

Da die Auswirkungen einer Traumatisierung die individuellen Lernvoraussetzungen der Betroffenen immens beeinträchtigen, werden in dieser Hausarbeit Maßnahmen der Unterrichtsgestaltung zur Förderung von Kindern und Jugendlichen mit traumabedingten Lernschwierigkeiten thematisiert, um diese im schulischen Setting angemessen zu entlasten. Das Ziel der Arbeit ist es, diese verschiedenen Interventionsmöglichkeiten darzustellen und im Hinblick auf die speziellen Bedürfnisse von bindungstraumatisierten Kindern zu beleuchten. Diese Thematik lässt sich in der pädagogischen Psychologie verorten, da sich diese Wissenschaft mit Erziehungs- und Bildungsprozessen befasst (Hasselhorn, 2020, S. 59). Insbesondere werden Auffälligkeiten wie Motivations- und Lernprobleme thematisiert und aus verschiedenen theoretischen Überlegungen werden anschließend konkrete Anregungen für die Schulpraxis abgeleitet (Schuster, 2017, S. 2).

Zur differenzierten Bearbeitung der Thematik wird die vorliegende Hausarbeit wie folgt gegliedert. Zu Beginn wird in Kapitel zwei auf die Entstehung von Traumata, deren Folgen sowie auf traumabedingte Lernschwierigkeiten eingegangen, um ein grundlegendes Verständnis zu schaffen. Nachfolgend werden in Kapitel drei die Lernvoraussetzungen aufgezeigt und hinsichtlich spezieller Bedürfnisse von Traumatisierten beleuchtet. Basierend auf diesen Grundlagen werden in Kapitel vier Maßnahmen der traumasensiblen Unterrichtsgestaltung zur Förderung bei Lernschwierigkeiten thematisiert. Kapitel sechs bildet das abschließende Fazit, dass die zentralen Aspekte zusammenfasst und um eine nützliche Anschlussfragestellung ergänzt. Somit soll die folgende Fragestellung beantwortet werden:

„Inwiefern hilft eine adäquate Unterrichtsgestaltung traumatisierten Schulkindern beim Lernen im Hinblick auf ihre spezifischen Bedürfnisse?".

2 Traumatisierung

2.1 Definition

Eine Situation von außergewöhnlicher Bedrohung oder katastrophalem Ausmaß, die bei nahezu jeder Person eine tiefe Verzweiflung hervorrufen würde, wird als traumatisches Ereignis definiert. Als Reaktion darauf kann es zu Traumafolgestörungen, wie einer Posttraumatischen Belastungsstörung, kommen (Dilling & Freyberger, 2019, S. 174). Laut Lorke (2020, S. 1816) überschreiten solche Erlebnisse die psychischen Verarbeitungsmöglichkeiten der Betroffenen und sind mit einer Reizüberflutung, absoluter Hilflosigkeit und häufig auch mit Todesangst oder überwältigenden Gefühlen verbunden.

2.2 Symptome und Folgen

Die Aufnahme von kognitiven und sozialen Erfahrungen ist, Zimmermann, Rosenbrock und Dabbert (2017, S. 129–131) zufolge, stark beeinträchtigt, wenn Menschen über längere Zeit physischen sowie psychischen Bedrohungen ausgesetzt waren, weil sie sich aufgrund dessen im Hier und Jetzt nicht sicher fühlen. Betroffene zeigen deshalb häufig diffuse, widersprüchliche sowie scheinbar desorganisierte Beziehungsmuster und haben Schwierigkeiten bei der differenzierten Wahrnehmung von Innen und Außen, also dabei sich selbst von ihrer Umwelt abzugrenzen. Krüger (2020, S. 93 f.) zufolge können auch Symptome wie Abwesenheitszustände oder auch Dissoziationen genannt, Flashbacks sowie Überregung auftreten oder Gefühlsausbrüche, Rückzugsverhalten und Leistungseinbußen als Folgeerscheinungen. Betroffene wehren sich, gemäß Hehmsoth (2021, S. 264), häufig gegen Veränderungen. In Folge einer Traumatisierung werden geschlossene Räume oft mit bedrohlichen Erfahrungen und damit einhergehend, mit Angst, Scheitern und Scham assoziiert, weshalb diese, laut Zimmermann, Weyrauch et al. (2017, S. 118–121), traumachronifizierend oder symptomauslösend wirken können. Als Schutzreaktion vor weiteren traumatisierenden Erfahrungen zeigen Betroffene häufig durchgehende Aufmerksamkeit und Anspannung.

2.3 Auswirkungen auf das Lernen

Im Folgenden wird aufgezeigt, welche Auswirkungen eine Traumatisierung auf die Voraussetzungen für erfolgreiches Lernen (vgl. Kap. 3.2) haben kann.

Lernschwierigkeiten, welche als Schwierigkeiten bei der Auseinandersetzung mit Lernanforderungen aller Art definiert werden (Gold, 2018, S. 11 f.), gehen, laut Imhof (2020, S. 102 f.), häufig mit Problemen bei der Informationsaufnahme und -verarbeitung, Selbststeuerung und -kontrolle sowie dem planvollen Handeln einher. In Folge eines Traumas kann es zu Konzentrations-, Organisations- und Motivationsschwierigkeiten, einer Beeinflussung des aktuellen Erlebens und der Beziehungsgestaltung, eingeschränkter Selbstwirksamkeit sowie zu einem negativen Selbstbild kommen (Möhrlein & Hoffart, 2014, S. 92). Symptome, wie Überregung, können sich z. B. durch Konzentrationsstörungen, Wutausbrüche, motorische Unruhe sowie Hyperaktivität äußern und infolgedessen andere Klassenmitglieder stören (Krüger, 2020, S. 93). Extremstress verändert auch die Gedächtnisstruktur, weshalb Betroffene Erinnerungsprobleme (Krüger, 2020, S. 54) und einen großen Leistungsrückstand aufweisen können (Hehmsoth, 2021, S. 265). Außerdem verfügen diese nicht über dieselben Kompetenzen wie andere Klassenmitglieder, da es ihnen z. B. vermehrt an Eigeninitiative sowie Einschätzungsvermögen der eigenen Stärken und Schwächen mangelt (Hehmsoth, 2021, S. 264). Die Fähigkeiten zur Perspektivübernahme und -entwicklung, Verhaltens- und Emotionsregulation sowie Impulskontrolle werden, gemäß Hehmsoth (2021, S. 253), durch ein Traumata ebenso wie die Frustrationstoleranz negativ beeinflusst. Die Untersuchungsergebnisse von West et al. (2014, S. 61) zeigen diesbezüglich, dass gehäuft Reizbarkeit, Stress, Frustration, Druck, aggressive Handlungen und Wutausbrüche bei den Betroffenen zu beobachten sind.

Nachfolgend werden die Grundsätze, die im Kontakt mit traumatisierten Schulkindern bedeutend sind, thematisiert und darauf aufbauend die allgemein gültigen Bedingungen für erfolgreiches Lernen.

3 Lernvoraussetzungen

3.1 Traumpädagogische Grundsätze

Zunächst benötigen die Betroffenen sichere Orte, welche von Kühn (2008, S. 323) als „verlässliche, einschätzbare und zunehmend zu bewältigende Lebensräume und Alltagsbedingungen" beschrieben werden. Diese Vermittlung von Sicherheit ist, laut Zimmermann, Weyrauch et al. (2017, S. 130), eine fundamentale Entwicklungs- und Lernvoraussetzung. Auch die Selbstbemächtigung, zu welcher das Selbstverstehen, die Selbstakzeptanz und der selbststärkende Umgang mit den Traumafolgen gehört, ist ein traumapädagogischer Grundsatz (Weiß et al., 2016, S. 93). Die Haltung des guten Grundes meint, dass die störenden sowie dysfunktionalen Verhaltensweisen der betroffenen Schulkinder im

Hier und Jetzt immer vor dem Hintergrund ihrer traumatisierten Erfahrung und inneren Erlebnisweisen zu betrachten sind (Zimmermann, Rosenbrock & Dabbert, 2017, S. 139; Zimmermann, Weyrauch et al., 2017, S. 122). Die Gütekriterien der traumapädagogischen Haltung sind Vertrauen und Verlässlichkeit (Hehmsoth, 2021, S. 267).

3.2 Allgemeine Bedingungen für erfolgreiches Lernen

Zu den individuellen Voraussetzungen für erfolgreiches Lernen gehören, laut Gold (2018, S. 34), die Funktionen des Arbeitsgedächtnisses, der Einsatz von Lernstrategien, das Vorwissen sowie die Kontrolle über die Willenskraft und Handlungen. Durch Motivation sowie ein positives Selbstkonzept kann die Wahrscheinlichkeit von Lernvermeidungsverhalten verringert und die des selbstgesteuerten Lernens erhöht werden (Gold, 2018, S. 35). Die Aufmerksamkeitssteuerung wird, Gold (2018, S. 44 f.) zufolge, maßgeblich von Emotionen beeinflusst, weshalb die Selbstkontrolle und -regulation beim Lernen von besonderer Bedeutung ist. Eine weitere Grundvoraussetzung für erfolgreiches Lernen ist, gemäß Hattie (2012, S. 69–71), ein positives, fürsorgliches, vertrauens- und respektvolles Klima, welches auch zu einer positiven Fehlerkultur und stärkeren Unterrichtsbeeinflussung führt. Die Lernkultur, Struktur und Systematik im Unterricht ist ebenso bedeutend für den Lernerfolg (Hattie, 2012, S. 62).

Anschließend werden bedürfnisorientierte Maßnahmen zur Unterrichtsgestaltung dargestellt, die explizit auf den Umgang mit traumatisierten Klassenmitgliedern ausgelegt sind und die zuvor erläuterten Lernvoraussetzungen implementieren sollen.

4 Maßnahmen der traumasensiblen Unterrichtsgestaltung zur Förderung bei Lernschwierigkeiten

4.1 Fundamentaler Aufbau

4.1.1 Methodik

Bei der Auswahl der Lehrmethode, ist es von besonderer Bedeutung, dass diese im Hinblick auf ihre Auswirkungen auf die Lernenden bestimmt wird (Hattie, 2012, S. 83). Hinsichtlich der Methodenvielfalt sollte, Hehmsoth (2021, S. 264) zufolge, berücksichtigt werden, dass traumatisierte Schulkinder Aufgaben, wie Stationsarbeiten oder „freies Arbeiten", aufgrund eingeschränkter Kompetenzen (vgl. Kap. 2.3), schneller als herausfordernd oder gar überfordernd wahrnehmen. Deshalb sollten ausschließlich gut beherrschte und durchdachte Methoden angewendet werden. Bei der Gruppenbildung sollte, gemäß der American Psychiatric Association (2010, S. 77), auf gemeinsame Interessensgebiete und nicht die soziale Fähigkeiten geachtet werden. Methoden, die eine soziale Herausforderung für traumatisierte Kinder und Jugendliche darstellen können, sollten, Zimmermann, Weyrauch et al. (2017, S. 124 f.) zufolge, mit Vorsicht eingesetzt werden, da sie sowohl integrierend als auch ausschließend wirken können. Deshalb ist es wichtig in Erfahrung zu bringen was die konkreten Schulkinder aushalten können und die Sicherheit, Transparenz sowie Selbstwirksamkeit zu überprüfen.

4.1.2 Didaktik

Ein interesseweckendes und Sicherheit vermittelndes Lernangebot ist für traumatisierte Schulkinder besonders wichtig (Hehmsoth, 2021, S. 266). Indem auf die Prozess-, Ziel- und Inhaltsklarheit sowie das Aufzeigen von Zusammenhängen geachtet wird, kann eine Übersicht über die Bedrohungen, Anforderungen und notwendigen Leistungen gegeben sowie für Plausibilität und Struktur gesorgt werden (Hehmsoth, 2021, S. 261 f.). Hehmsoth (2021, S. 263) zufolge sollten außerdem die situativ bedingten Anstrengungs- und Problemlösungsfähigkeiten der Klassenmitglieder berücksichtigt und nach dem Prinzip „Weniger ist mehr" auf doppeldeutige Aussagen, „Fallen" oder mehrere Themen pro Arbeitsblatt verzichtet werden. Inhaltlich sollte zudem berücksichtigt werden, dass einige Unterrichtsthemen, wie z.b. Krieg, Gewalt und Missbrauch, für die Betroffenen als Hinweisreiz für die traumatische Erfahrung, auch Trigger genannt, fungieren können (Krüger, 2020, S. 94). Des Weiteren kann die Behandlung von Thematiken, welche über die Traumatisierung und deren Folgen aufklärt, laut Brunzell et al. (2015, S. 4), von Vorteil sein und den Schulkindern die Möglichkeit geben, Stressreaktionen zu erkennen und modifizieren. Dazu gehören z. B. psychoedukative Themen, wie die grundlegende neurologische Entwicklung, Stressreaktionen und die möglichen Auswirkungen von toxischem Stress auf das Wohlbefinden sowie das Biofeedback und die die Herzfrequenz. Die psychologischen Kapazitäten und Stärken der Betroffenen können, Brunzell et al. (2015, S. 7–9) zufolge, durch das Aufzeigen von Charakterstärken, das Lehren und Modellieren einer widerstandsfähigen inneren Haltung und die Förderung von Dankbarkeit gesteigert werden.

4.1.3 Bewertung

Neben einer ausführlichen sowie verbindlichen Ergebnissicherung, die ein Erfolgserlebnis ermöglicht, sollte der Erflog auch mit Lob und Verstärkung einhergehen und übergroß zelebriert werden (Hehmsoth, 2021, S. 263). Des Weiteren sollte, laut Hehmsoth (2021, S. 266), berücksichtigt werden, dass das Leistungsvermögen von der Tagesform und den Wirkfaktoren im Leben des betroffenen

Kindes abhängt. Dies muss auch bei der Bewertung und Notenvergabe berücksichtigt werden, indem diese erklärt und hergeleitet wird. Außerdem sollte unbedingt Positives genannt und betont werden, auch wenn dies aktiv gesucht werden muss. Dies fördert, Matthes (2019, S. 46) zufolge, die Motivation, da die Hoffnung auf Erfolgserlebnisse steigt. Laut Hattie (2012, S. 120) ist es für erfolgreiches Lernen wichtig, dass sich die Lehrkräfte über die Bedeutung von Lob bewusst sind und dieses nicht mit Feedback-Informationen vermischen. Dabei sollte das Lob möglichst konkret, spezifisch und in einem neutralen Ton erteilt werden, damit die Kinder und Jugendlichen lernen positive Verstärkung zu erkennen und unabhängig von ihren vergangenen Beziehungserfahrungen zu interpretieren (American Psychiatric Association, 2010, S. 66).

4.2 Strukturierung

4.2.1 Raumgestaltung

Die Klassenräume sollten ebenfalls an die Bedürfnisse der traumatisierten Schulkinder angepasst werden, damit diese nicht traumachronifizierend oder symptomauslösend wirken (vgl. Kap. 2.2). Deshalb sollten die benötigten Entwicklungsräume vielmehr durch Sicherheit und Ausprobiermöglichkeiten geprägt sein (Hehmsoth, 2021, S. 261 f.). Sowohl durch verschiedene Übungen, wie die Imagination des „inneren sicheren Ortes", als Rückzugsort bei nicht bewältigbaren Herausforderungen, sowie die bewusste Wahrnehmung und Fokussierung der Sinneseindrücke als auch durch eine übersichtliche und strukturierte Raumgestaltung, können, gemäß Zimmermann, Weyrauch et al. (2017, S. 120 f., 130 f.), das Sicherheitsgefühl gestärkt und heilsame Erfahrungen gefördert werden. Als korrigierende Erfahrung gegenüber der andauernden Aufmerksamkeit und Anspannung (vgl. Kap. 2.2), kann hingegen ein Ruhebereich angeboten werden, der Passivität sowie Ausruhen ermöglicht.

Als so ein Zufluchtsort eignet sich z.B. ein Sofa oder eine Kissenecke (Hehmsoth, 2021, S. 266). Dieser sollte, damit sich die Betroffenen beruhigen und dennoch Teil der Klassengruppe und -aktivitäten sein können, vor allem taktile Reize wie z. B. durch die Ausstattung mit Stressbällen, Plüschteppichen, Schaukelstühlen oder Sitzsäcken bieten (American Psychiatric Association, 2010, S. 65). Bei der Raumgestaltung sollte, laut Zimmermann, Weyrauch et al. (2017, S. 122), auch explizit darauf geachtet werden, dass Methoden wie das Aufhängen von Steckbriefen, Lebensstrahlen- oder schlangen für einige traumatisierte Schulkinder mit einem hohen Schamrisiko verbunden sein kann. Zudem sollte in solchen Fällen darüber hinweggesehen werden, dass die Übersichtlichkeit des Raumes möglicherweise gestört wird, wenn traumatisierte Kinder ihre

Jacken nicht ausziehen möchten. Dies ist subjektiv logisch, da die Schulkinder somit alles Wesentliche am Körper tragen, was unter gegebenen Umständen eine schnelle Flucht ermöglichen würde. Gemäß der der American Psychiatric Association (2010, S. 73) bietet es sich an, einen bildlichen Stundenplan im Klassenzimmer anzubringen, um den Klassenmitgliedern zusätzliche Struktur zu vermitteln. Auch die Visualisierung des aktuellen Stundenverlaufs, Mitgestaltung der Raumstruktur, Unterstützung durch das Aufhängen von Bildern der betreuenden Lehrkraft und das Verwenden von Sanduhren o.ä., für die visuelle Strukturierung der Zeit, können dazu beitragen (Ding, 2014, S. 190).

4.2.2 Zeitmanagement

Effektives Zeitmanagement schafft soziale, kognitive und emotionale Ausprobiermöglichkeiten, ermöglicht einen hohen Anteil echter Lernzeit, schützt vor Stress und ermöglicht es Schulkinder sich auf den Inhalt der Stunde vorzubereiten (Hehmsoth, 2021, 261 f.). Zeitlich eingeplantes Üben ist von Bedeutung, da es die Fähigkeit „an etwas dran zu bleiben" fördert und zur Entstehung von planmäßigen Erfolgserlebnis infolge regelmäßiger Teilnahme beiträgt (Hehmsoth, 2021, S. 265). Geduld und Zeit sind bei der Arbeit mit Traumatisierten wichtig, da Angebote wegen der Angst vor Veränderung häufig erst dann angenommen werden, wenn sie deren Beständigkeit (emotional) begriffen haben (Hehmsoth, 2021, S. 264). Zudem ist es essentiell, dass die traumatisierten Schulkinder Pausen und Möglichkeiten zur Einzelarbeit mit einer vertrauenswürdigen Begleitperson bekommen (Hehmsoth, 2021, S. 265). Des Weiteren sollte in die Unterrichtsstunden Gelegenheiten zur Förderung von positiven Emotionen eingeplant werden, wie z. B. durch Unterrichtseinführungen mittels Filmausschnitten oder Spielen und die Einbindung von Musik und Ton (Brunzell et al., 2015, 7 f.). Durch die strenge Einhaltung des Stundenplans und die Besprechung von Besonderheiten im Tagesablauf, kann für stabile Strukturen im Unterricht gesorgt werden (Ding, 2014, S. 190). Trotzdem sollten die Schulkinder auch die Möglichkeit haben im Laufe ihres Tages selbst Entscheidungen zu treffen, da dies das Gefühl von Kontrolle über das eigene Leben vermittelt (American Psychiatric Association, 2010, S. 65). Diese Selbstständigkeit ist zudem für die Verbesserung der Handlungssteuerung von Bedeutung (Matthes, 2019, S. 46). Laut Brunzell et al. (2016, S. 234) kann, durch konsequente Einhaltung von Routinen, das Einführen und Berücksichtigen von Rhythmus, Wiederholung und achtsamen Gehirnpausen sowie das in Einklang bringen des Körpers durch Strategien zur sensorischen Sensibilisierung, die Regulationsfähigkeit der Betroffenen wiederhergestellt werden. Während sich für jüngere Schulkinder dabei Aktivitäten wie z.B. Trommeln,

Zirkelspiele, Lieder und kurze Bewegungspausen anbieten, können bei älteren Kindern und Jugendlichen Maßnahmen wie achtsames Atmen, Visualisierungen, Yoga oder Abwandlungen von Tai-Chi, Trommeln bzw. musikbasierte Aktivitäten sowie kurze "Denkpausen" durch körperliche Ertüchtigung eingesetzt werden (Brunzell et al., 2015, S. 4 f.).

4.3 Entwicklung individueller und zwischenmenschlicher Fähigkeiten

4.3.1 korrigierende Bindungs- und Beziehungserfahrungen

Um zu vermeiden, dass traumatisierte Schulkinder aufgrund von negativen Überraschungen getriggert, gereizt, verwirrt oder frustriert werden, ist ein beständiges, stabiles und lernförderliches Klima notwendig. Dies wird durch gegenseitigen Respekt, Wertschätzung, Kommunikation sowie die Möglichkeit zum Fehlermachen und Entwickeln erreicht (Hehmsoth, 2021, S. 263). Indem besonders auf den Dialog, die Zusammenarbeit und das Handeln nach sozialen Wertevorstellungen geachtet wird, können die zwischenmenschlichen Beziehungen in der Schulklasse gepflegt und eine Atmosphäre des Vertrauens und der positiven Zusammenarbeit geschaffen werden (Boivan & Kovtun, 2020, S. 312). Eine solche intimere Atmosphäre, Verlässlichkeit sowie Gewohnheit, können auch mit Hilfe von Regeln und Ritualen vermittelt werden (Hehmsoth, 2021, S. 261 f.). Die Pünktlichkeit von Lehrkräften wirkt ebenfalls verlässlich (Hehmsoth, 2021, S. 262 f.). Laut Matthes (2019, S. 46) sind Rituale, bedeutend für eine verbesserte Handlungssteuerung und eine gute Beziehung zwischen Lehrkraft und den Klassenmitgliedern, wichtig für die Motivation. Neben der Beziehung zur Lehrkraft, kann, Krüger (2020, S. 95) zufolge, auch diese zu anderen Klassenmitgliedern oder sogar die Gruppenbildung in der Klasse hilfreich für Traumatisierte sein, wenn diese sich dadurch geborgen und gut aufgehoben fühlen. Die Beziehungsmuster (vgl. Kap. 2.2) der Traumatisierten können verunsichernd auf Lehrkräfte wirken, halten die Lehrkräfte diese jedoch aus und reagieren mit sicheren Beziehungsangeboten, kann die Sicherheit in der Beziehungsgestaltung gefördert und eine korrigierende Erfahrung dargeboten werden (Zimmermann, Weyrauch et al., 2017, S. 130). Pica-Smith und Scannell (2020, S. 79–81) empfehlen, dass Lehrkräfte bewusst machen sollten, dass das Lernen der Kinder und Jugendlichen unzertrennlich mit ihrer sozialen Identität und ihrem gesellschaftspolitischen Kontext in Zusammenhang steht. Des Weiteren sollten sie flexibel und in der Lage dazu sein, mehrere Rollen einzunehmen, mit den einzelnen Klassenmitgliedern eine authentische Verbindung einzugehen und sich ihnen gegenüber auch verletzlich zeigen zu können. Außerdem sollten sowohl die Erwartungen als auch die Kommunikation klar und beständig sein. Brunzell et al. (2019,

606 f.) zufolge ist die bedingungslose positive Wertschätzung von besonderer Bedeutung, um Beziehungen zu Klassenmitgliedern mit Schwierigkeiten aufzubauen. Auch die Unterstützung der Schulkinder bei der Selbstregulierung mit Hilfe der eigenen Körperhaltung und Stimmlage kann von Lehrkörpern als Bindungsstrategie angewendet werden.

4.3.2 Förderung der Selbstwirksamkeit

Die Selbstwirksamkeit meint die Überzeugung aufgrund der eigenen Kompetenzen neue oder schwierige Anforderungssituationen erfolgreich bewältigen zu können (Warner, 2020, S. 1608 f.) und kann, laut Zimmermann, Weyrauch et al. (2017, S. 134), bei Schulkindern am einfachsten durch die Übertragung von speziellen Aufgaben gesteigert werden. Dabei ist zum Teil ein Vertrauensvorschuss notwendig, da traumatisierte Klassenmitglieder häufig unzuverlässig wirken. Wichtig für traumatisierte Schulkinder ist, Hehmsoth (2021, S. 261 f.) zufolge, auch die Rollenklarheit, also das Wissen über die eigenen Kompetenzen, Bereiche und Grenzen, welche darüber hinaus zur nötigen Unterrichtsstruktur beiträgt. Gemäß Krüger (2020, 171 f.) kann mittels der Schiebregler-Übung der emotionale Zustand der Schulkinder abgefragt werden, indem die Kinder und Jugendlichen die Ausprägung einer bestimmten Emotion, wie z.B. Angst, auf einer Skala von eins bis zehn verorten. Siebert und Pollheimer-Pühringer (2016, S. 51–53) schlagen die Selbstwirksamkeitsmethoden der Stopp-Regel, des Sonnentagebuchs und Stärken-Akrostichon vor. Ersteres besagt, dass das Schulkind bei einer Grenzüberschreitung eine Stopp-Karte zeigt, an welche sich der Lehrkörper halten muss. Im Sonnentagebuch werden mehrmals wöchentlich positive Erfahrungen und Momente der Freude notiert. Das Stärken-Akrostichon meint das vertikale Eintragen des eigenen Namens in ein Gitternetz, um jedem Buchstaben anschließend eine Stärke bzw. Kompetenz zuzuordnen und diese zu notieren. Durch taktile Aktivitäten, wie das Aufblasen eines Ballons oder das Falten eines Papiers in der Größe des aktuellen Gefühls bzw. Problems, kann, gemäß der American Psychiatric Association (2010, S. 66), ebenfalls die Fähigkeit zur Selbsteinschätzung gefördert werden.

4.4 Umgang mit Herausforderungen

4.4.1 Störendes Verhalten

Die traumasensible Vorgehensweise beim Umgang mit auffälligem bzw. störendem Verhalten beruht auf der Haltung des Guten Grundes (vgl. Kap. 3.1) und kennzeichnet sich durch einen reflektierten, gekonnten und liebevollen Umgang sowie dadurch, dass nicht leichtfertig auf Verhalten „A" die Konsequenz „B" folgt, sondern der Ursprung des Verhaltens hinterfragt wird. Dieser kann z.B. das Hilfebedürfnis, fehlende Sicherheitsgefühl oder die Überforderung bzw. der Stress des traumatisierten Schulkindes sein (Hehmsoth, 2021, S. 253, 256). Da traumabewusste Praktiken die Auswirkungen von Triggern und Umwelteinflüssen verringern, vermuten West et al. (2014, S. 63), dass bindungsorientierte Interventionen im Umgang mit problematischen Trigger-Reaktionen hilfreicher als traditionelle Bestrafungsmaßnahmen sind. Auf Grenzüberschreitungen sollen, laut Hehmsoth (2021, S. 259 f.), Konsequenzen folgen, die im Gespräch vermittelt, regelgerecht ausgeführt, fair sowie individuell angepasst sind und einen Sinnbezug aufweisen. West et al. (2014, S. 60) zufolge sollten Kindern und Jugendlichen, die störende Verhaltensweisen zeigen, in der Schule traumainformierte Ressourcen zur Verfügung stehen, um die Betroffenen bei der Deeskalation und Regulierung ihrer Emotionen zu unterstützen. Ein konkreter Vorschlag ist der sogenannte „Monarch Room", welcher den Einsatz verschiedener Interventionsstrategien, wie Problemlösung, Gesprächstherapie oder sensomotorische Aktivitäten ermöglichen soll, sodass sie anschließend wieder ins Klassenzimmer zurückkehren können.

4.4.2 Dissoziation

Im Unterricht kann es bei den traumatisierten Kindern und Jugendlichen auch zu Dissoziationen kommen. Dissoziative Symptome können, gemäß der American Psychiatric Association (2013, S. 272), im Rahmen einer Traumafolgestörung auftreten. Dabei fühlen sich die Betroffenen entweder als außenstehende beobachtende Person, also losgelöst von ihrem eigenen Körper bzw. Geist, oder nehmen die Umgebung als unwirklich, distanziert bzw. verzerrt wahr. In solchen Krisensituationen schlagen Caraffo und von Abendroth (2017, S. 169) einen Notfallkoffer vor, der von dem betroffenen Schulkind sowie der Lehrkraft z. B. mit Kuscheltieren, Gefühlsmonstern, Klangschalen oder Riechsalz befüllt werden kann. Siebert und Pollheimer-Pühringer (2016, S. 29) empfiehlt den Fachkräften sich bei dissoziativen Zuständen von traumatisierten Schulkindern zunächst auf sich selbst zu besinnen und Ruhe zu bewahren, anschließend soll das betroffene Klassenmitglied laut beim Namen angesprochen und der Augenkontakt mit diesem gehalten werden. Berührungen sollen vermieden werden, außer dies wurde zuvor mit dem betroffenen Schulkind abgesprochen, dann sollte die Berührung dennoch angekündigt werden. Zum Zurückkehren ins Hier und Jetzt wird zusätzlich befürwortet, dass starke Sinnesreize, die in keinem Fall beängstigend sein dürfen, wie z.B. Geräusche oder Gerüche gesetzt werden. Neben der Betonung der Sicherheit in der aktuellen Situation, sollen die Kinder und Jugendlichen durch Frage wie z.B. nach der Uhrzeit oder dem Wohnort reorientiert werden. Durch Methoden zur Wahrnehmung des Körpers und der Umwelt kann, gemäß Zimmermann, Weyrauch et al. (2017, S. 131), ebenfalls das Sicherheitsgefühl gestärkt werden, um Dissoziationen vorzubeugen. Dafür bieten sich z.B. Fühlkästen, Barfußpfade oder regelmäßiges Aufstehen im Unterricht zum Fühlen des Bodens unter den Füßen als Übung an. Zimmermann, Weyrauch et al. (2017, S. 134) statuieren außerdem, dass Maßnahmen die für traumatisierte Schulkinder gut und überlebenswichtig sind, für die weiteren Klassenmitglieder nicht negativ sein können.

5 Fazit

In dieser Hausarbeit wurde dargestellt, durch welche bedürfnisorientierten Maßnahmen der Unterricht förderlich für traumatisierte Schulkinder gestaltet werden kann. Rückblickend lassen sich folgende Maßnahmen zur Beantwortung der Fragestellung festhalten. Grundlegend ist für die traumasensible Gestaltung des Unterrichts zur Förderung bei Lernschwierigkeiten die traumapädagogische Haltung der Lehrkräfte essenziell, diese sieht vor, dass die Sicherheit, Stabilität, Subjektlogik und Selbstwirksamkeit bzw. -bemächtigung der Kinder und Jugendlichen im Fokus steht. Außerdem sollte auf eine klare Strukturierung des Unterrichts und einen hohen Anteil echter Lernzeit geachtet werden. Bezüglich der Inhalte und Methoden geht aus der Arbeit hervor, dass nur mäßig verschiedene Lehrmethoden eingesetzt und viel Wert auf die individuelle Förderung, inhaltliche Klarheit und das intelligente Üben gelegt werden sollte. Des Weiteren wurde gezeigt, dass sowohl eine lernförderliche Umgebung und ein lernförderliches Klima von Bedeutung sind. Die Lernumgebung sollte reizarm, übersichtlich, strukturiert und als sicherer Ort gestaltet und dargestellt werden. Zu einem lernförderlichen Klima gehört die Bindungs- und Beziehungsgestaltung. Diese sollte durch Respekt, Wertschätzung, Kommunikation, kooperatives Handeln, Vertrauen, die Möglichkeit zum Fehlermachen, positive Wertschätzung und die Unterstützung bei der Emotionsregulation durch die Lehrkraft gezeichnet sein, um die Sicherheit in der Beziehungsgestaltung zu fördern und eine korrigierende Erfahrung darzubieten. Indem Emotionen erkannt, benannt und eingestuft oder Aufgaben übertragen werden, kann die Sensibilisierung für das eigene Wohlbefinden, Selbstwirksamkeit, Selbstregulation, Emotionskontrolle und das Selbstkonzept gefördert werden, was wiederum zu einem positiven Klima beiträgt. Außerdem ist eine transparente Leistungsbewertung im Umgang mit traumatisierten Schulkindern ebenso wichtig wie konkrete Maßnahmen für den adäquaten Umgang mit störendem Verhalten oder Dissoziationen. Durch eine transparente Leistungsbewertung lernen die Schulkinder mit Feedback und Lob umzugehen sowie positive Verstärkung zu erkennen und anzunehmen. Beim Umgang mit störendem Verhalten, sollte zunächst die Subjektlogik im Vordergrund stehen und anschließend bei den Konsequenzen darauf geachtet werden, dass diese im Gespräch vermittelt, regelgerecht ausgeführt, fair und individuell angepasst sind sowie einen Sinnbezug aufweisen. Eine Besonderheit bei traumatisierten Klassenmitgliedern ist es, dass es zu Dissoziationen kommen kann. Dabei sollte der Fokus auf dem Zurückkehren ins Hier und Jetzt liegen. Dies kann durch Methoden zur Wahrnehmung des Körpers und der Umwelt gefördert werden. Für den Ernstfall bietet es sich an einen Notfallkoffer im Klassenzimmer aufzubewahren. Zur Vermeidung von Dissoziation sollte stets das Sicherheitsgefühl der Kinder und Jugendlichen aufrechterhalten werden. Durch eine solche Unterrichtsgestaltung wird das Lernen für Betroffene wieder ermöglicht. Eine traumasensible Unterrichtsgestaltung kann folglich stark zur Stabilisierung von traumatisierten Kindern und Jugendlichen beitragen, da diese gewährleistet, dass die Betroffene nicht überfordert werden.

Die vorliegende Hausarbeit stellt ausschließlich verschiedene Ansätze der traumasensiblen Unterrichtsgestaltung vor, da es an passenden Studien zu deren Wirksamkeit mangelt. Im Fokus der meisten Forschungsarbeiten steht lediglich die allgemeingültige Wirksamkeit von bestimmten lernförderlichen Unterrichtsgestaltungen, ohne diese vor dem Hintergrund der Traumatisierung oder im Hinblick auf die speziellen Bedürfnisse von Traumatisierten zu untersuchen. Folglich sind die Forschungsergebnisse auf den Spezialfall von traumatisierten Schulkindern nicht frei übertragbar. Die empirischen Belege hinsichtlich der Gestaltungmaßnahmen des Unterrichts zur Förderung bei Lernschwierigkeiten ermöglichen es ungeachtet dessen, diese ins Verhältnis zu den aktuellen Erkenntnissen der Traumapädagogik zu stellen und somit fundierte Vorschläge zur traumasensiblen und lernförderlichen Unterrichtsgestaltung zu unterbreiten.

An dieser Stelle wären konkrete Studien in Hinblick auf die individuelle Wirksamkeit einer solchen Unterrichtsgestaltung auf die traumatisierten und lernschwachen Schulkinder wünschenswert. Darauf basierend könnte eine weiterführende Auseinandersetzung mit den Forschungsergebnissen von Interesse sein, um einen offiziellen Leitfaden zur Thematik erstellen und veröffentlichen zu können.

Literaturverzeichnis

American Psychiatric Association. (2010). *Making SPACE for learning: Trauma Informed Practice in Schools.* https://www.theactgroup.com.au/documents/makingspaceforlearning-traumainschools.pdf

American Psychiatric Association. (2013). *Diagnostic and statistical manual of mental disorders: DSM-5* (5. ed.). American Psychiatric Publishing.

Boivan, O. & Kovtun, O. (2020). The formation of human relations between teachers and students: the guarantee of successful studying. *InterConf, 37*(1), 307–313. https://ojs.ukrlogos.in.ua/index.php/interconf/article/view/6849

Brunzell, T., Stokes, H. & Waters, L. (2016). trauma-informed flexible learning: Classrooms that strengthen regulatory abilities. *International Journal of Child, Youth and Family Studies, 7*(2), 218–239. https://doi.org/10.18357/ijcyfs72201615719

Brunzell, T., Stokes, H. & Waters, L. (2019). Shifting Teacher Practice in Trauma-Affected Classrooms: Practice Pedagogy Strategies Within a Trauma-Informed Positive Education Model. *School Mental Health, 11*(3), 600–614. https://doi.org/10.1007/s12310-018-09308-8

Brunzell, T., Waters, L. & Stokes, H. (2015). Teaching with strengths in trauma-affected students: a new approach to healing and growth in the classroom. *The American journal of orthopsychiatry, 85*(1), 3–9. https://doi.org/10.1037/ort0000048

Caraffo, B. & von Abendroth, E. (2017). Große und kleine Notfälle in der Schule: Ideen für Prävention Ideen für Prävention und Intervention bei Dissoziation. In D. Zimmermann, H. Rosenbrock & L. Dabbert (Hrsg.), *Grundlagentexte Soziale Berufe. Praxis Traumapädagogik: Perspektiven einer Fachdisziplin und ihrer Herausforderungen in verschiedenen Praxisfeldern* (1. Aufl., S. 166–175). Beltz Juventa.

Deutsches Institut für Internationale Pädagogische Forschung, Koordinierungsstelle des BMBF-Forschungsschwerpunkts & Klinik und Poliklinik für Kinder und Jugendpsychiatrie (Hrsg.). (2017). *Entwicklungsstörungen schulischer Fertigkeiten: Ergebnisse und Nutzungspotenziale des Forschungsschwerpunkts.* http://www.esf-koordinierung.de/content/1-home/broschure-esf-2017cmyk-download.pdf

Dilling, H. & Freyberger, H. J. (2019). *Taschenführer zur ICD-10-Klassifikation psychischer Störungen: Mit Glossar und diagnostischen Kriterien sowie Refe-*

renztabellen ICD-10 vs. ICD-9 und ICD-10 vs. DSM-IV-TR (9., aktualisierte Auflage unter Berücksichtigung der Änderungen gemäss ICD-10-GM (German Modification) 2019). hogrefe.

Ding, U. (2014). „Ich kann mir sowieso nichts merken, also brauche ich auch nicht hin!" Wie „Ich kann mir sowieso nichts merken, also brauche ich auch nicht hin!" Wie kann Schule dissoziierende Kinder verstehen und im Lernen unterstützen? In W. Weiß, E. K. Friedrich, E. Picard & U. Ding (Hrsg.), *Edition Sozial. "Als wär ich ein Geist, der auf mich runter schaut": Dissoziation und Traumapädagogik*. Beltz-Juventa.

Gold, A. (2018). *Lernschwierigkeiten: Ursachen, Diagnostik, Intervention* (2. Aufl.). *Kohlhammer Standards Psychologie*. Verlag W. Kohlhammer. http://www.kohlhammer.de/wms/instances/KOB/appDE/nav_product.php?prod uct=978-3-17-032277-6

Hasselhorn, M. (2020). Pädagogische Psychologie. In M. A. Wirtz (Hrsg.), *Dorsch - Lexikon der Psychologie* (19. Aufl., S. 59–61). hogrefe.

Hasselhorn, M. & Gold, A. (2013). *Pädagogische Psychologie: Erfolgreiches Lernen und Lehren* (3. Aufl.). *Kohlhammer Standards Psychologie*. Verlag W. Kohlhammer.

Hattie, J. (2012). *Visible learning for teachers: Maximizing impact on learning*. Routledge.

Hehmsoth, C. (2021). *Traumatisierte Kinder in Schule und Unterricht: Wenn Kinder nicht wollen können. utb*. Verlag Julius Klinkhardt.

Imhof, M. (2020). Wenn Entwicklungen problematisch werden: Verhaltensauffälligkeiten und Lernschwierigkeiten. In M. Imhof (Hrsg.), *Basiswissen Psychologie. Psychologie für Lehramtsstudierende* (S. 99–111). Springer Berlin Heidelberg. https://doi.org/10.1007/978-3-662-58727-0_5

Krüger, A. (2020). *Erste Hilfe für traumatisierte Kinder* (9. Aufl.). Patmos.

Kühn, M. (2008). Wieso brauchen wir eine Traumapädagogik? Annäherung an einen neuen Fachbegriff. *Trauma & Gewalt, 2*(4), 318–327.

Lorke, B. (2020). Traumatheorie, psychoanalytische. In M. A. Wirtz (Hrsg.), *Dorsch - Lexikon der Psychologie* (19. Aufl., S. 1816–1817). hogrefe.

Matthes, G. (2019). *Förderkonzepte - einfühlsam und gelingend: Psychologische Grundlagen und Methoden der Entwicklung individueller Förderkonzepte* (2. Aufl.). verlag modernes lernen.

Möhrlein, G. & Hoffart, E.-M. (2014). Traumapädagogische Konzepte in der Schule. In S. B. Gahleitner, T. Hensel, M. Baierl, M. Kühn & M. Schmid

(Hrsg.), *Traumapädagogik in psychosozialen Handlungsfeldern: Ein Hand-buch für Jugendhilfe, Schule und Klinik* (S. 91–102). Vandenhoeck & Rup-recht.

Ogata, K. (2017). Maltreatment Related Trauma Symptoms Affect Academic Achievement through Cognitive Functioning: A Preliminary Examination in Japan. *Journal of Intelligence, 5*(4). https://doi.org/10.3390/jintelligence5040032

Pica-Smith, C. & Scannell, C. (2020). Teaching and Learning for this Moment: How a Trauma Informed Lens Can Guide Our Praxis. *International Journal of Multidisciplinary Perspectives in Higher Education, 5*(1), 76–83. https://doi.org/10.32674/jimphe.v5i1.2627

Schuster, B. (2017). *Pädagogische Psychologie: Lernen, Motivation und Umgang mit Auffälligkeiten. Lehrbuch.* Springer. http://www.springer.com/

Siebert, G. & Pollheimer-Pühringer, M. (2016). *Flucht und Trauma im Kontext Schule: Handbuch für PädagogInnen.*

Warner, L. M. (2020). Selbstwirksamkeitserwartung. In M. A. Wirtz (Hrsg.), *Dorsch - Lexikon der Psychologie* (19. Aufl., S. 1608–1609). hogrefe.

Weiß, W., Kessler, T. & Gahleitner, S. B. (Hrsg.). (2016). *Beltz Handbuch. Handbuch Traumapädagogik.* Beltz. http://sub-hh.ciando.com/book/?bok_id=2121935

West, S. D., Day, A. G., Somers, C. L. & Baroni, B. A. (2014). Student perspectives on how trauma experiences manifest in the classroom: Engaging court-involved youth in the development of a trauma-informed teaching curriculum. *Children and Youth Services Review, 38*, 58–65. https://doi.org/10.1016/j.childyouth.2014.01.013

Zimmermann, D., Rosenbrock, H. & Dabbert, L. (Hrsg.). (2017). *Grundlagentexte Soziale Berufe. Praxis Traumapädagogik: Perspektiven einer Fachdisziplin und ihrer Herausforderungen in verschiedenen Praxisfeldern* (1. Aufl.). Beltz Juventa. http://www.beltz.de/de/nc/verlagsgruppe-beltz/gesamtprogramm.html?isbn=978-3-7799-2362-6

Zimmermann, D., Weyrauch, A., Zech, K., Jütte, M., Möhrlein, G., Hoffart, E.-M. & Pillhofer, C. (Hrsg.). (2017). *Pädagogik. Traumatisierte Kinder und Jugendliche im Unterricht: Ein Praxisleitfaden für Lehrerinnen und Lehrer* (1. Aufl.). Beltz. http://www.beltz.de/de/nc/verlagsgruppe-beltz/gesamtprogramm.html?isbn=978-3-407-63011-7